COMMENT PERDRE DE LA GRAISSE CORPORELLE ET MAINTENIR SON POIDS

PERDRE DES KILOS SANS EFFET DE REBOND, ÉLIMINER LES GRAISSES ABDOMINALES ET DES JAMBES, BRÛLER DES CALORIES NATURELLEMENT

Jessy M. Brown

Première édition

Table des matières

Introduction

La perte de poids ne se fait pas en un clin d'œil. Avant d'atteindre votre but ultime, vous devez prendre des mesures précises et vous débarrasser de votre mode de vie malsain. Selon les programmes que vous préférez, perdre du poids peut être facile ou compliqué.

La perte de poids nécessite une réduction de l'apport calorique. La plupart des gens essaient de perdre du poids en faisant de l'exercice ou en suivant un régime.

Chaque personne a sa propre raison de choisir de perdre du poids. Certains d'entre eux veulent développer leur confiance en soi ou paraître plus attrayants, tandis que d'autres veulent simplement rester en bonne santé et en forme. Quelles que soient vos raisons, il n'y a pas de quoi s'inquiéter. L'obtention d'un corps et d'un poids parfaits peut se faire sans avoir recours à des procédures compliquées. Il s'agit de savoir comment vous vous contrôlez et vous motivez à adopter un mode de vie sain.

Pour en savoir plus sur la perte de poids et l'entretien, ce livre vous servira de guide définitif. Grâce à cela, vous avez la possibilité de reconnaître vos faits fondamentaux. Alors, commencez à lire ce livre et commencez à améliorer votre condition de poids et votre mode de vie.

La réalité de la perte de poids

Que vous souhaitiez rester en forme, changer votre corps pour un corps parfait ou paraître plus sexy, vous devez comprendre tout le concept de la perte de poids. Si vous lisez régulièrement les nouvelles sur la santé, vous constaterez probablement que le taux d'obésité tend à augmenter. Cette situation alarmante a réveillé les professionnels de la santé et les organismes. Par conséquent, ils fournissent des conseils et des solutions appropriés pour résoudre ce problème. Cependant, l'aide de ces organismes de santé ne suffit pas.

Si vous voulez vraiment réduire votre poids, vous devez vous aider vous-même. Vous devez être plus conscient de votre mode de vie et de vos activités quotidiennes.

La perte de poids fait référence à une réduction de la masse corporelle totale caractérisée par une perte de muscle squelettique et de graisse corporelle. Ce terme se divise en deux types :

- Perte de poids intentionnelle - Lorsqu'une personne réduit intentionnellement son poids, elle planifie souvent un régime ou un programme d'entraînement. Ces programmes sont conçus pour perdre un certain poids en peu de temps.

- Perte de poids involontaire - La perte de poids peut être accidentelle si une personne souffre d'un problème de santé non traité. Le diabète, le stress, l'anxiété et bien plus encore en sont des exemples typiques.

Comme le disent les experts, perdre du poids offre de multiples avantages. En plus d'une apparence impressionnante, vous avez également la possibilité de vivre plus longtemps. Les personnes obèses souffrent souvent de maladies multiples telles que le diabète, l'hypertension, les maladies cardiaques et le cancer.

➢ *Considérations et conseils sur la perte de poids*

Même si vous choisissez de perdre du poids instantanément, il est essentiel d'éviter les régimes choc, les régimes à la mode, les jeûnes fréquents et autres mesures de perte de poids intense. Ces régimes peuvent vous exposer à des risques de problèmes de santé.

Par exemple, les personnes qui utilisent des laxatifs pendant un régime peuvent souffrir de déshydratation, de problèmes rénaux, cardiaques et intestinaux.

La meilleure façon de perdre plus de poids est de manger un régime qui couvre les bons aliments sains. Cela peut aider à maintenir le fonctionnement de l'organisme tout en réduisant le poids. Avant de faire une activité ou de participer à un programme, assurez-vous de consulter votre nutritionniste ou votre médecin.

En faisant un plan de perte de poids, vous devriez toujours inclure l'exercice approprié. En plus de brûler des calories grâce à une activité physique intense, un entraînement régulier développe un métabolisme de repos. Par conséquent, il peut aider le corps à brûler plus de calories tout en faisant des activités ordinaires.

Comment contrôler son poids corporel ?

Tout le monde ne sait pas comment perdre du poids. Parfois, ils s'appuient simplement sur plusieurs programmes qui visent à réduire plus de graisse corporelle et d'atteindre une silhouette parfaite. Avant de commencer à réduire votre masse grasse, vous devez d'abord comprendre les faits fondamentaux de la gestion du poids.

La gestion du poids est définie comme une approche durable d'un mode de vie sain. Elle englobe un équilibre entre l'exercice physique et une saine alimentation afin de lier l'apport énergétique et la dépense énergétique. Comprendre les besoins de votre corps est essentiel à la gestion du poids. Il peut également contrôler la surconsommation ou la sous-consommation d'aliments.

Les nutritionnistes affirment que la gestion du poids ne couvre pas les régimes à la mode. Elle met souvent l'accent sur les résultats à long terme, suivis du maintien du poids corporel. Si vous contrôlez votre poids, vous pouvez non seulement atteindre une silhouette parfaite, mais aussi prévenir les maladies chroniques.

➢ *Méthodes de contrôle du poids*

La gestion du poids se décline en plusieurs méthodes. Certaines sont faciles à suivre, tandis que d'autres nécessitent une surveillance constante et une application stricte. Pour plus de détails sur ces programmes, voici quelques-unes de leurs différentes méthodes que vous devriez connaître :

- Plus d'apport en protéines - Les spécialistes de l'alimentation affirment que l'apport en protéines au petit déjeuner a

un effet supérieur à celui des repas subséquents. Il a également un effet thermogénique plus important que les graisses et les glucides. Si vous mangez des aliments riches en protéines au déjeuner, cela aide à augmenter l'activité du glucagon.

*- Utilisez des assiettes plus petites - Grâce à l'*utilisation d'assiettes plus petites, il vous aide à consommer de plus petites portions d'aliments. Par conséquent, des occasions de consommer moins de calories sont observées. Si vous continuez à utiliser des plats plus grands, vous serez toujours tenté de consommer de plus grandes portions, ce qui entraîne une prise de poids.

- Manger des aliments hypocaloriques - Une diminution moyenne de l'apport calorique entraîne toujours une perte de poids lente. La laitue, le brocoli, le pamplemousse, le chou-fleur et d'autres aliments hypocaloriques sont recommandés.

- Mangez plus d'aliments laitiers -
La plupart des nutritionnistes disent que la consommation de produits laitiers peut réduire la graisse corporelle. Cela se produit parce qu'une plus grande quantité de calcium dans l'alimentation développe la quantité d'énergie et de graisse qui est retirée du corps.

- Cessez de boire des boissons gazeuses ou sucrées - Les boissons sucrées sont l'un des principaux facteurs contribuant à la prise de poids. Même si ces boissons sont délicieuses et semblent inoffensives, les boissons gazeuses contiennent une grande quantité de calories. Pour éviter les calories, vous devriez toujours boire plus d'eau. Les experts suggèrent de consommer régulièrement de huit à dix verres d'eau.

- Dormir suffisamment - Comme la plupart des gens sont occupés à leurs activités personnelles, ils négligent souvent d'adopter de bonnes habitudes de sommeil. Si vous dormez à l'heure, cela

aide à augmenter le métabolisme et à soulager le stress sur le corps. Ces aspects sont liés à la perte de poids et au métabolisme rapide.

Grâce à votre compréhension de ces programmes, vous pouvez mettre au point des méthodes qui vous aideront à réduire votre consommation de gras et à maintenir un mode de vie sain.

Les régimes à la mode

Toutes les personnes qui veulent réduire la graisse corporelle sont prêtes à essayer plusieurs régimes qu'elles ont vus dans des émissions de télévision populaires, des magazines ou des livres. La plupart de ces régimes promettent des résultats parfaits et rapides. Aujourd'hui, ces régimes sont connus sous le nom de "régimes à la mode". Quels sont ces régimes à la mode et quelle est leur efficacité ?

Les régimes à la mode font référence à tout programme ou plan diététique qui prétend avoir découvert les derniers secrets de la perte de poids. Ces régimes sont de plus en plus populaires parce qu'ils promettent des résultats rapides, offrent des procédures faciles et sont abordables.

La plupart des régimes à la mode sont basés sur la manipulation des macronutriments. Ils consistent en un apport faible en calories pour obtenir leurs effets de perte de poids. De plus, ils ne sont pas appuyés par des recherches scientifiques rigoureuses et peuvent être nocifs pour la santé. Certains régimes à la mode limitent l'apport énergétique total. Ils réduisent également l'apport en glucides pour une perte de poids rapide.

Les 3 régimes à la mode qui fonctionnent vraiment

Si vous êtes prêt à pratiquer des régimes à la mode, vous devez savoir quels types de régimes sont efficaces et lesquels ne le sont pas. Pour des conseils supplémentaires, voici les trois régimes à la mode qui fonctionnent vraiment :

1. Master Cleanse Diet Lemonade - Des études ont montré qu'il ya des célébrités qui pratiquent ce plan. Ce régime alimentaire comprend la consommation exclusive d'un nettoyant limonade à base de citrons, d'eau, de sirop d'érable et de poivre de Cayenne. Par rapport à d'autres méthodes, il est assez difficile, car il n'est pas nécessaire de manger de la nourriture.

2. *Les régimes hypocaloriques et faibles en gras* - Ce régime est offert avec un apport calorique faible. Il conduit également à la perte de poids, mais vous devez suivre des méthodes strictes. Cependant, les personnes qui suivent ce régime doivent contrôler leur apport alimentaire quotidien. Sinon, ils peuvent facilement prendre du poids.

3. *Régime riche en protéines et faible en glucides - Le* régime alimentaire le plus connu, riche en protéines et faible en glucides est le régime Atkins. Favorise l'élimination complète des glucides. Par conséquent, il offre une perte de poids rapide et une condition physique saine.

Certaines personnes croient que les régimes à la mode sont très nocifs pour leur santé. Toutefois, ce n'est pas toujours le cas. Il s'agit simplement de choisir le meilleur régime à la mode disponible sur le marché. Si vous prévoyez suivre un régime à la mode, attendez-vous aux avantages suivants :

- ***Motivation - Le*** défi ultime pour perdre du poids est de rester motivé. Si vous changez vos habitudes en matière d'exercice et d'alimentation, vous avez besoin d'un grand engagement. Parfois, lorsque vous avez remarqué que les résultats sont trop lents, vous pouvez vous sentir découragé ou frustré. Cependant, si vous continuez le processus, vous remarquerez que vous réduisez plus de graisse et avez le corps parfait que vous vouliez.

- **Offre une bonne santé - Les** régimes à la mode comme les régimes crus éliminent tous les aliments qui sont transformés ou cuits. Ils se concentrent également sur la consommation de légumes et de fruits frais. Le régime Atkins, d'autre part, aide à réduire l'apport en glucides. La clé d'une bonne santé est de manger une variété d'aliments riches en vitamines et en nutriments.

- Sensibilisation - Un régime à la mode peut vous donner l'impression d'être actif ou énergique. Quel que soit le type de régime à la mode que vous choisissez de pratiquer, vous devriez toujours être conscient des différents aliments que vous devez manger. Vous saurez aussi quels aliments conviennent parfaitement à votre condition physique et lesquels ne conviennent pas.

Avec l'excellente information sur ces régimes à la mode, vous pouvez facilement décider lequel d'entre eux convient aux besoins de votre condition physique saine. Après avoir trouvé les meilleurs régimes, assurez-vous de suivre chaque étape et d'être conscient de votre style de vie quotidien.

Tout sur les exercices

L'exercice et la perte de poids tournent autour d'un seul mot : calories. Bien que les gens aient besoin de nourriture pour survivre, il y a toujours une limite. Disons, par exemple, qu'une consommation excessive de glucides n'est pas recommandée. Pour brûler plus de graisse, vous devez faire quelques exercices. Que vous vouliez une routine douce ou intense, vous devriez toujours suivre vos procédures.

Un exercice idéal de perte de poids comprend une combinaison de musculation et d'exercices aérobiques. Les experts disent que si vous continuez à faire de l'exercice tous les jours, vous aurez plus de chances de maintenir votre poids plus longtemps et d'atteindre une condition physique plus saine.

Parce qu'il y a plusieurs exercices de perte de poids, certains d'entre vous peuvent trouver difficile d'en choisir un. Pour résoudre ce problème, voici les quelques méthodes de formation que vous devriez suivre :

- **_Exercice aérobique_** - Il s'agit d'un type d'exercice qui développe la respiration et la fréquence cardiaque sur une période continue et soutenue. Parmi les exemples typiques de cet exercice, mentionnons la natation, la bicyclette, les pas et la marche. Pour de meilleurs résultats, vous pouvez faire au moins deux ou trois exercices par jour.

- **_Exercices cardiovasculaires avec équipement - Les_** machines peuvent offrir plusieurs exercices cardiovasculaires. Les exemples les plus courants sont les entraîneurs elliptiques, les grimpeurs, les entraîneurs de mouvements adaptatifs et bien plus encore. La plupart de ces appareils aident à surveiller votre fréquence cardiaque tout en réduisant votre taux de graisse corporelle.

- Entraînement musculaire - Parfait pour tous les âges et reconnu comme un élément essentiel de la condition physique. Que vous souhaitiez faire de l'haltérophilie ou des exercices de port de poids, vous pouvez aider à augmenter ou à maintenir votre masse musculaire. Vous pouvez aussi réduire votre poids et développer une condition physique saine.

En dehors de ce qui précède, il existe plusieurs exercices de perte de poids. En fait, il ya des gens qui préfèrent entrer dans plusieurs salles de fitness. Pour ceux qui sont très occupés, ils préfèrent faire des exercices intenses à la maison.

Au fur et à mesure que vous continuez à faire de l'exercice, votre rythme cardiaque a tendance à augmenter. En conséquence, votre métabolisme se développe également et les chances de brûler plus de graisses augmentent considérablement. Pour chaque minute d'entraînement, vous pouvez brûler une quantité spécifique de calories. Les calories brûlées dépendent de la dynamique de votre exercice. Des études ont montré que plus vous brûlez de calories pendant l'exercice, plus vous en aurez. Par conséquent, vous pouvez perdre plus de poids en peu de temps.

De plus, lorsque vous continuez l'entraînement, le glucose s'épuise lentement. L'organisme a alors recours à son stockage des graisses et brûle les graisses internes pour produire de l'énergie afin de remplacer le glucose. Cela signifie que lorsque vous brûlez plus de matières grasses, vous perdrez du poids sera perceptible.

Même s'il y a plusieurs exercices de perte de poids, certains ont encore de la difficulté à atteindre leur but ultime. Si vous êtes l'un d'entre eux, la meilleure option que vous devriez prendre est de tenir un journal. Dans votre journal, vous devez noter vos activités quotidiennes. Vous devriez également détailler les différents aliments que vous devez manger pendant l'entraînement. Pour vous assurer de suivre votre plan de formation, vous devez vous encourager. Vous pouvez également énumérer les nombreuses raisons pour lesquelles vous choisissez de perdre du poids. De cette façon, vous serez toujours inspiré à réaliser les activités nécessaires.

Le rôle des émotions dans la perte de poids

Croyez-le ou non, vos émotions jouent un rôle vital dans votre condition physique. Parfois, les personnes déprimées préfèrent manger plus pour soulager la sensation d'inconfort. D'autres se tournent aussi vers la nourriture pour se réconforter, surtout lorsqu'ils sont stressés et frustrés par leur travail. Par conséquent, cette action peut entraîner une prise de poids. On dit que plus vous comprendrez comment les émotions affectent vos habitudes alimentaires, mieux vous serez préparé à surmonter certains des obstacles auxquels vous êtes confronté pour contrôler votre alimentation quotidienne.

L'alimentation émotionnelle fait référence à l'acte de manger pour se sentir mieux. La plupart des gens considèrent la nourriture comme plus qu'une simple source d'énergie corporelle. Parfois, ils aiment manger, surtout pendant leur temps libre. Il n'y a rien de mal à cette habitude. Cependant, vous devriez toujours connaître vos limites en matière d'apport alimentaire.

Les gens mangent souvent pour faire face à leurs mauvais sentiments. Cependant, cette habitude peut entraîner de graves troubles de l'alimentation, la dépression, l'obésité et la prise de poids. Si vous ne voulez pas avoir de problèmes de santé dus à un apport alimentaire excessif, vous devez trouver des moyens de résoudre ce problème.

➢ *Comment combattre les envies émotionnelles ?*

Certaines personnes ont de la difficulté à gérer leurs émotions et leurs habitudes alimentaires. Si vous êtes l'un d'entre eux, vous devriez toujours connaître les différentes stratégies de gestion de votre poids. Pour votre gouverne, les voici :

- Évaluez votre niveau de faim - Avant de commencer à manger, évaluez votre niveau de faim. De 1 à 10, dix échelles sont les plus hautes et cela signifie que vous êtes plein. Si vous remarquez que votre niveau de faim se situe entre 3 et 10, vous devez éviter de manger. Vous ne pouvez consommer suffisamment de nourriture que si le niveau de faim est de 1 ou 2.

- Faire face à d'autres activités réconfortantes - Au lieu de manger plus d'aliments pendant que vous êtes stressé, essayez de chercher d'autres activités qui peuvent soulager votre état actuel. Des exemples typiques sont l'écoute de votre musique préférée, jouer d'un instrument de musique, discuter avec des amis ou faire une promenade.

- Pratiquez l'exercice quotidien - Il est indéniable qu'un entraînement régulier

peut aider à réduire le poids. Mais elle peut aussi aider à gérer l'anxiété et le stress. En faisant de l'exercice tous les jours, vous pouvez éviter de trop manger. Par conséquent, vous pouvez facilement gérer vos émotions au fur et à mesure que vous développez votre état de santé.

- Utiliser l'interférence de trois aliments - Ce schéma est fait en mangeant trois types d'aliments nutritifs d'abord avant de manger vos aliments préférés. Les aliments sains typiques sont les légumes, le yogourt, les fruits et bien plus encore.

Comme vous pouvez le constater, il y a plusieurs façons de gérer vos émotions. Que vous soyez déprimé ou que vous souffriez d'un problème émotionnel, vous n'avez pas besoin de manger encore et encore. Une fois que vous saurez comment gérer vos émotions, vous ne serez pas tenté de manger plus de nourriture.

Comment fixer des objectifs ?

Si vous voulez perdre du poids, vous devez vous fixer un objectif ultime. Vous devez également atteindre vos objectifs, quel qu'en soit le coût. Il dit que l'établissement d'objectifs réalistes avant de commencer un plan de perte de poids s'est avéré efficace.

Parfois, les gens ont de la difficulté à se fixer des objectifs de perte de poids et d'entretien. Au lieu de s'inquiéter de cette question, une recherche précise est une option idéale. Vous pouvez également demander l'aide d'experts de confiance et d'amis pour plus de détails.

Les étapes précises pour fixer des objectifs de perte de poids ne sont pas trop compliquées. Que vous soyez débutant ou non, vous pouvez facilement faire votre propre plan. Pour plus de détails, voici quelques étapes à suivre :

Étape 1 : Commencez à vous fixer de petits objectifs quotidiens - Avant d'essayer de perdre plus de kilos, votre premier objectif est de perdre au moins une livre par semaine. C'est plus facile à réaliser que de réduire plus de poids en un instant. Pour vous assurer d'atteindre cet objectif, vous devez établir votre état d'esprit. Vous devez vous rappeler votre objectif d'entraînement quotidien continu et d'un mode de vie sain.

Étape 2 : Fixez-vous des objectifs avancés - Une fois que vous avez atteint votre premier objectif, vous devez passer au niveau supérieur. Par exemple, si vous avez déjà atteint l'objectif de 30 minutes de marche par jour, vous devriez le prolonger à une heure de marche par jour. Vous devez également manger de plus petites portions à chaque repas. Pour obtenir les meilleurs résultats, vous devez demander l'avis d'un expert.

Étape 3 : Connaissez votre but ultime - Si vous voulez avoir une silhouette et un poids parfait, vous devez créer des moyens de l'atteindre. En plus des routines quotidiennes, vous devez apprendre à cuisiner des aliments sains, à participer à des programmes de conditionnement physique et à d'autres activités connexes.

Étape 4 : Fixez des échéances pour vos objectifs - Si vous remarquez que vous atteignez continuellement vos objectifs finaux, vous devez vous récompenser. Selon vos préférences, vous pouvez faire du shopping, partir en week-end, recevoir un soin du visage et bien plus encore.

Étape 5 : Restez motivé - Bien que vous ayez atteint votre objectif principal, vous devez faire de l'exercice tous les jours et mener une vie saine. Cela peut vous aider à maintenir votre corps et votre poids comme vous le souhaitez.

Lorsque vous vous fixez des objectifs de perte de poids et d'entretien, vous devez toujours être réaliste. Cela signifie que vous n'avez pas besoin d'écrire les activités, surtout si vous ne pouvez vraiment pas les faire. Pendant la première semaine du programme de perte de poids, assurez-vous que vous pouvez le faire et que vous avez assez de temps pour faire tous les exercices connexes.

Si vous savez comment vous fixer des objectifs de perte de poids et d'entretien, vous n'avez pas à vous soucier de vos activités quotidiennes. Comme vous devez noter toutes les activités que vous devez faire, vous serez toujours guidé sur la façon de réduire votre poids.

À la fin de vos objectifs exacts, vous n'avez pas besoin de demander à vos amis ou à d'autres experts quel est l'objectif que vous voulez vraiment atteindre. Par conséquent, il est facile pour vous de trouver des moyens d'atteindre vos objectifs préférés.

Apprendre à manger....

Bien manger ne signifie pas que vous devez suivre un régime alimentaire strict. Si vous voulez manger la bonne quantité et le bon type d'aliments, tout ce que vous avez à faire est de connaître les différents aliments qui sont chargés de nutriments parfaits. Vous pouvez le faire en demandant l'aide d'experts ou en lisant des livres sur la santé.

> ### *Une nutrition adéquate pour la perte de poids*

Si vous voulez perdre du poids, vous devriez vous concentrer sur vos repas quotidiens. Vous devez connaître non seulement les aliments que vous devez manger, mais aussi les aliments qui peuvent déclencher votre condition de poids. Au lieu de vous en faire, voici quelques conseils à garder à l'esprit :

- Sachez exactement quels aliments

vous devez manger - Certaines personnes s'abstiennent de manger pour réduire leur poids. Ce schéma n'est pas conseillé. Si vous avez faim, alors vous devez manger, mais avec des limites. Si vous continuez à manger moins d'aliments, vous pourriez souffrir de problèmes de santé complexes comme la fatigue.

- Mangez plus de fruits et de légumes frais - Les aliments nutritifs peuvent vous aider à perdre du poids. Ces aliments sont parfaits au lieu de manger des aliments malsains tous les jours. Si vous adoptez un mode de vie sain, attendez-vous à perdre du poids et à avoir une condition physique parfaite.

- Évitez de sauter des repas - Si vous continuez à sauter des repas, vous pourriez avoir encore plus faim au repas suivant. Autant que possible, vous devez manger cinq à six fois par jour. Mais, vous devez manger une petite quantité. Ne faites jamais plusieurs tâches en même

temps et ne regardez pas la télévision en mangeant. Pendant que vous mangez, asseyez-vous et faites attention à votre nourriture.

- *Buvez plus d'eau* - Votre corps a besoin de plus d'eau. Il est fortement recommandé de boire plus d'eau que de consommer des boissons gazeuses.

Avant de manger, vous devez boire un peu d'eau pour réduire votre consommation alimentaire. Cela peut aider à réduire plus de graisse corporelle.

- *Tenir un journal* - Tenir un journal est un moyen efficace de surveiller vos habitudes alimentaires quotidiennes. Selon vos aliments préférés, vous devez les noter et vous saurez la quantité exacte de nourriture que vous mangez.

- *Essayez de nouveaux aliments* - Même si vous prévoyez perdre du poids, cela ne signifie pas que vous devez renoncer à manger vos aliments préférés. Au lieu de manger les mêmes types d'aliments encore et encore, vous devez essayer de nouvelles recettes saines.

*- **Nettoyez votre cuisine** - * Cela signifie que vous devez enlever tous les aliments qui peuvent détruire votre alimentation saine régulière. Autant que possible, achetez seulement quelques aliments suggérés par votre nutritionniste. C'est une excellente façon de vous empêcher de manger vos croustilles préférées ou d'autres aliments malsains.

Grâce à vos connaissances sur la façon de bien manger, vous n'avez pas à vous soucier de votre poids et de votre condition physique. Vous pouvez facilement vous motiver à réduire votre consommation de gras. Si vous ne savez toujours pas comment bien manger, vous pouvez consulter votre nutritionniste.

Notez qu'il n'y a rien de mal à ce que vous mangiez de la nourriture. Assure-toi de manger les bons, les bons, les plus sains. Vous devriez également surveiller votre apport quotidien pour éviter de prendre du poids. Si vous êtes motivé et dévoué à votre objectif spécifique, vous pouvez l'atteindre quel qu'en soit le coût.

Solutions de rechange à la perte de poids

Pour perdre du poids, certaines personnes préfèrent acheter des suppléments ou des pilules. D'autres souhaitent également subir diverses interventions chirurgicales. Quels que soient vos choix, vous devez être mieux informés sur leur fonctionnement.

Si vous voulez compter sur les pilules de perte de poids, vous devriez examiner chacun des suppléments disponibles sur le marché. Dans certains cas, les gens préfèrent se procurer des pilules coûteuses en pensant qu'elles sont plus efficaces que les pilules bon marché. Que vous choisissiez des types abordables ou chers, vous ne pouvez pas facilement déterminer leur fonction exacte si vous ne comprenez pas leurs divers ingrédients.

Avant d'acheter toute pilule ou supplément, la meilleure option que vous devriez prendre est de commencer à lire vos commentaires. En lisant les commentaires, vous devez naviguer non pas sur un seul, mais sur plusieurs sites Web. Plus vous lisez d'avis, plus vous avez de chances d'obtenir de l'information utile. Pour vous assurer d'obtenir un type idéal de pilule amaigrissante, il est préférable de demander l'aide d'un expert. Vous pouvez également demander à votre médecin la marque exacte et le type de pilule que vous devez prendre.

Parce que l'argent joue un rôle vital dans l'achat de pilules de perte de poids efficaces, vous n'avez pas besoin de compter sur un très coûteux. En fait, il existe plusieurs pilules ou suppléments qui sont peu coûteux, mais viennent avec des résultats efficaces. Assurez-vous de comparer une pilule à une autre pour un achat parfait.

Si vous voulez acheter des pilules par le

biais de plans locaux ou en ligne, assurez-vous de parcourir votre magasin préféré. Certains magasins sont efficaces et d'autres non. Pour vous assurer que vous ne serez jamais dupe d'un fournisseur d'escroquerie, lisez toujours les différents témoignages de vos clients actuels et passés. Cela peut vous aider à décider si le magasin de votre choix vous offre un supplément idéal ou non.

> ### *Quelle est l'efficacité de la chirurgie de perte de poids ?*

Pour ceux qui peuvent se le permettre, ils préfèrent se fier aux procédures chirurgicales pour enlever l'excès de graisse corporelle. Si vous êtes l'un d'entre eux, vous devez trouver le meilleur chirurgien. La recherche du meilleur chirurgien n'est pas trop difficile. Vous pouvez en trouver un en demandant de l'aide à vos amis de confiance. Vous pouvez également lire quelques commentaires en ligne pour obtenir un chirurgien fiable.

Les procédures chirurgicales de perte de poids sont également efficaces. Cependant, vous devez suivre les prescriptions de votre chirurgien avant et après l'intervention. Vous devez également être plus conscient de vos activités quotidiennes pour éviter les effets secondaires.

Que vous souhaitiez subir une intervention chirurgicale, prendre des pilules ou vous entraîner de façon naturelle à perdre du poids, vous pouvez obtenir les résultats que vous préférez. Assurez-vous simplement de savoir comment le faire avec précision pour obtenir des résultats positifs.

Conclusion

Avez-vous un excès de graisse corporelle ? Si la réponse est oui, vous avez probablement votre propre raison de choisir de brûler plus de graisse et d'atteindre une condition parfaite de poids corporel, pourquoi les gens préfèrent-ils perdre du poids ? Une forme corporelle idéale et une condition de poids offrent de multiples avantages.

> ### *Autres avantages liés à la perte de poids*

- Look Sexy and Attractive - Si vous continuez à demander pourquoi la plupart des gens préfèrent perdre du poids, la plupart d'entre eux donnent des réponses similaires. Tant les hommes que les femmes veulent réduire plus de graisse corporelle pour les rendre plus attrayants.

- Ayez l'air plus sain et plus actif - Si

vous prévoyez perdre du poids, vous devez manger des aliments nutritifs comme des fruits et des légumes. Ainsi, vous obtiendrez une forme corporelle parfaite tout en ayant l'avantage de pratiquer un mode de vie sain.

- Économisez plus d'argent - Lorsque vous perdez du poids, vous devez manger des aliments sains. Par conséquent, vous n'avez pas besoin d'acheter des aliments qui peuvent détruire vos habitudes alimentaires. Cela peut vous aider à économiser plus d'argent.

- Savoir comment gérer votre état de santé - Si vous voulez perdre du poids, vous devriez probablement commencer par consulter votre médecin. Ainsi, vous apprendrez plusieurs choses sur la perte de poids et la façon de vivre sainement.

Avec les divers avantages de la perte de poids, tout le monde est encouragé à faire face à un régime alimentaire fiable et des programmes de formation. Comme d'autres, vous n'avez pas besoin de compter sur plusieurs programmes. Même si vous continuez à participer à diverses activités, cela ne sera jamais efficace si vous n'avez ni maîtrise de vous-même ni motivation. Par conséquent, assurez-vous de toujours respecter votre horaire afin d'assurer des résultats efficaces.

Le contrôle de la perte de poids n'est pas trop compliqué. Si vous avez un but précis, tout ce que vous avez à faire est de trouver des moyens de l'atteindre. Grâce à la gestion de la perte de poids, vous êtes guidé vers les activités spécifiques que vous devez faire. Vous connaîtrez également les différents aliments que vous devez manger.

Pour les débutants, il peut être difficile de suivre leurs horaires. Cependant, si vous avez hâte d'atteindre votre but, tout ira bien. C'est pourquoi la plupart des gens préfèrent perdre du poids en utilisant un programme de surveillance spécial.

Vous vous inquiétez de votre excès de graisse ? Si c'est le cas, vous n'avez pas à en subir les conséquences. Ne laissez pas les autres vous intimider à cause de votre apparence physique. Si vous êtes obèse, alors, vous devez trouver des moyens de résoudre ce problème à la main. Grâce à la pratique d'un plan de perte de poids et de gestion, tout sera en bon état. Après plusieurs semaines et mois, vous remarquerez que vous perdez plus de graisse.

Que vous souhaitiez perdre du poids ou simplement maintenir une silhouette saine, il y a toujours un moyen précis d'atteindre cet objectif. Après avoir brûlé plus de graisse, vous avez confiance pour faire face à d'autres personnes. Vous êtes également libre de porter les vêtements que vous voulez.

En suivant ces différents guides, vous êtes libre de faire ce que vous voulez. Alors, commencez à changer vos activités quotidiennes dès maintenant ! Apprenez comment adopter un mode de vie sain et voyez comment cela affecte votre condition de poids.

Il est possible d'avoir l'air bien dans sa peau et de se sentir bien dans sa peau. Bien que cela puisse sembler une tâche intimidante, avec de bons conseils, elle deviendra beaucoup plus simple. Tant que vous établissez une routine efficace et que vous la suivez quotidiennement, vous obtiendrez sûrement des résultats, n'ayez plus honte de vous ! Commencez à profiter de votre vie et à adopter un mode de vie plus sain.

Maintenant oui, je vous souhaite le meilleur dans vos résultats, et rappelez-vous que tout est pratique ; la théorie sans l'action ne vous est d'aucune utilité.

Un gros câlin, ton amie Jessy !

D'ailleurs, quand vous obtenez vos résultats petit à petit, je vous recommande vivement, si vous voulez en savoir plus sur les méthodes de perte de poids, mon livre, "Apprendre à maximiser votre métabolisme", est un livre qui je suis sûr vous aidera beaucoup sur votre chemin vers "bonne santé".

Sans plus attendre, vous pouvez le trouver sur le moteur de recherche Amazon, par titre ou en cherchant mon nom, tel que : "Jessy M. Brown".... Encore une fois, je vous souhaite beaucoup de succès dans vos résultats !

www.ingramcontent.com/pod-product-compliance
Lightning Source LLC
Chambersburg PA
CBHW072018280526
45788CB00007B/2594